I0000779

SUR LA

POSSIBILITÉ D'UNE INTOXICATION LENTE

Après ingestion de sous-nitrate de bismuth

Dans certains états pathologiques de l'estomac

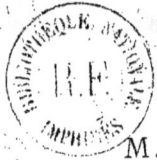

PAR

M. le Docteur E. GÉRARD

PREMIÈRE NOTE

(COMMUNICATION FAITE A LA SOCIÉTÉ DE BIOLOGIE

Séance du 10 avril 1897.)

TOULOUSE

IMPRIMERIE MARQUÉS & Cⁱᵉ

22, Boulevard de Strasbourg, 22

SUR LA

PÔSSIBILITÉ D'UNE INTOXICATION LENTE

Après ingestion de sous-nitrate de bismuth

Dans certains états pathologiques de l'estomac

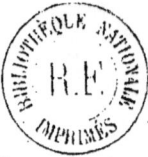

PAR

M. le Docteur E. GÉRARD

PREMIÈRE NOTE

(COMMUNICATION FAITE A LA SOCIÉTÉ DE BIOLOGIE
Séance du 10 avril 1897.)

BIBLIOTHÈQUE NATIONALE
R.F.
IMPRIMÉS

TOULOUSE

IMPRIMERIE MARQUÉS & Cie

22, Boulevard de Strasbourg, 22

Sur la possibilité d'une intoxication lente

APRÈS INGESTION DE SOUS-NITRATE DE BISMUTH

Dans certains états pathologiques de l'estomac

PREMIÈRE NOTE

L'absorption par la voie stomacale des sels solubles de bismuth, l'injection sous la peau de sous-nitrate de bismuth amènent des phénomènes d'intoxication qui ont été étudiés par MM. Lebedeff, Stéphanowitsch, Feder Meyer, H. Meyer, Steinfeld, Dalché et Villejean, Balzer, etc.

Les sels de bismuth employés dans les pansements antiseptiques peuvent également causer des accidents observés par MM. Dalché et Villejean, Kocher, Lucas-Championnière, Gaucher, etc.

MM. Dalché et Villejean ont montré que le sous-nitrate de bismuth absorbé par la voie cutanée ou par la surface d'une plaie peut occasionner des phénomènes toxiques aigus imputables au bismuth lui-même et que les accidents, stomatite, néphrite, entérite, sont en rapport avec les voies d'élimination. Ces auteurs ont pu produire une intoxication lente par des injections sous-cutanées de petites quantités de sous-nitrate de bismuth.

Quant à l'ingestion par la voie stomacale du sous-nitrate de bismuth, il est généralement admis que ce composé est difficilement absorbé et, par suite, est inoffensif. Certains auteurs prétendent même qu'il n'est pas attaqué par les liquides de l'estomac ; cependant son absorption, si faible qu'elle soit, a été constatée par MM. Bricka, Ritter et Dubinsky. Ce dernier expérimentateur a signalé notamment son élimination par les glandes salivaires.

Cette innocuité du sous-nitrate de bismuth, ingéré par la voie stomacale, semble exacte quand les fonctions digestives se font normalement ; j'essaierai de démontrer qu'il peut n'en être plus de même dans certains cas pathologiques et, en particulier, dans la dyspepsie avec fermentations anormales. Le suc gastrique normal ne dissout pas le sous-nitrate de bismuth ou, du moins, n'en dissout que des traces, qui sont immédiatement précipitées à l'état d'oxychlorure de bismuth par l'acide chlorhydrique, l'eau en excès et le chlorure de sodium de la sécrétion gastrique. Mais j'ai remarqué que si l'on prend un liquide de l'estomac, peu riche en acide chlorhydrique et surtout privé complètement de cet acide et renfermant de l'acide lactique, il y a dissolution d'une certaine proportion de bismuth, qui est ensuite précipité le plus souvent totalement, quelquefois partiellement par le sel marin. Ce dernier cas peut se produire dans certaines formes de dyspepsie avec anachlorhydrie et production d'acides organiques (acides lactique, butyrique, etc.) résultant de fermentations anormales. Nous verrons, en effet, que, si la proportion du sel marin de ce suc gastrique est en faible quantité, un peu de bismuth peut entrer en dissolution et passer dans la circulation.

Dans les principales expériences que j'ai entreprises, on a déterminé le quantum de bismuth dissous dans des solutions très étendues d'acide lactique et en employant deux sous-nitrates de bismuth du commerce provenant de maisons différentes.

Voici les résultats obtenus :

1° Une solution aqueuse de 3 grammes d'acide lactique par litre, mise en contact avec 10 grammes de sous-nitrate de bismuth A, dissout 1 gr. 28 d'oxyde de bismuth (Bi^2O^3) pour 1000.

2° Une même solution d'acide lactique avec 10 grammes de sous-nitrate de bismuth B, dissout 0 gr. 333 d'oxyde de bismuth (Bi^2O^3) pour 1000.

On remarquera que, dans le second essai, la proportion de bismuth dissous est plus faible que dans le premier ; ce fait tient à ce que le sous-nitrate de bismuth B renferme du carbonate de chaux qui sature partiellement l'acide lactique.

Dans une autre série d'expériences, on a déterminé la quantité de bismuth pouvant entrer en dissolution dans un liquide contenant à la fois de l'acide lactique et des proportions variables de sel marin.

EXPÉRIENCES EFFECTUÉES AVEC LE SOUS-NITRATE DE BISMUTH A

I. — Une solution aqueuse renfermant 2 gr. 79 d'acide lactique et 2 gr. 50 de chlorure de sodium par litre dissout 0 gr. 013 d'oxyde de bismuth (Bi^2O^3) par litre.

II. — Une solution aqueuse de 2 gr. 25 d'acide lactique et de 2 grammes de chlorure de sodium par litre dissout seulement des traces de bismuth.

III. — Une solution aqueuse de 3 grammes d'acide lactique et de 10 grammes de chlorure de sodium par litre, ne renferme pas de bismuth en dissolution.

Si, dans les essais précédents, on remplace le sous-nitrate de bismuth A par le sous-nitrate de bismuth B, renfermant du carbonate de chaux, il n'y a pas de bismuth dissous.

Enfin, on a fait agir sur le sous-nitrate de bismuth A, les sucs gastriques de deux malades soumis au régime du repas d'épreuve d'Ewald.

Obs. I. — Liquide de l'estomac d'un malade atteint de dyspepsie, avec dilatation de l'estomac (service de M. le professeur Caubet, de Toulouse).

Pas d'acide chlorhydrique libre, présence d'acide lactique et d'acide butyrique.

Ce suc gastrique dissout par litre 0 gr. 071 d'oxyde de bismuth (Bi^2O^3).

Obs. II. — Liquide de l'estomac d'un malade présentant des stigmates d'hystérie (service de M. le professeur Mossé, de Toulouse).

Pas d'acide chlorhydrique libre. Présence d'acide lactique.

Acidité totale exprimée en acide lactique. 3 gr. 18 p. 1000
Chlorure de sodium................... 5 gr. 40   —

Ce suc gastrique dissout, par litre, 0 gr. 016 d'oxyde de bismuth.

Je dois ajouter que l'on a essayé l'action dissolvante, vis-à-vis du sous-nitrate de bismuth A, d'autres sucs gastriques renfermant à la fois de l'acide chlorhydrique libre, des acides lactique et butyrique et des quantités assez élevées de chlorure de sodium, mais que la proportion de bismuth dissous a été tantôt nulle, tantôt à peine sensible.

Que doit-on conclure de ces diverses expériences ? C'est que le sous-nitrate de bismuth se dissout dans des solutions étendues d'acide lactique et faites dans des proportions semblables à celles que l'on rencontre dans certains sucs gastriques renfermant les produits des fermentations anormales de l'estomac.

Le bismuth ainsi dissous, à l'état de lactate de bismuth, est généralement précipité par le chlorure de sodium de la sécrétion gastrique à l'état d'oxychlorure de bismuth, d'après le fait général et connu résultant de l'action du sel marin sur les sels solubles de bismuth. Mais, dans certaines circonstances, cette précipitation peut, comme dans nos expériences, être incomplète : du bismuth peut entrer en dissolution, être absorbé et produire des phénomènes d'intoxication lente, et cela dans quelques formes de dys-

pepsie avec fermentations secondaires. Si on observe rarement de semblables intoxications, peut-être faut-il l'attribuer à la présence du carbonate de chaux dans certains
sous-nitrates de bismuth du commerce. A ce propos, je
me propose de faire connaître, en collaboration avec M. le
docteur Daunic, quelques faits d'expérimentation qui
feront l'objet d'une note ultérieure.

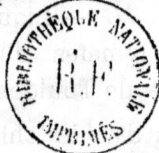

SUR LA

POSSIBILITÉ D'UNE INTOXICATION LENTE

Après ingestion de sous-nitrate de bismuth

Dans certains états pathologiques de l'estomac

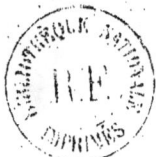

PAR

MM. les Docteurs E. GÉRARD et P. DAUNIC

DEUXIÈME NOTE

(Communication faite a la Société de Biologie

Séance du 10 avril 1897.)

TOULOUSE

IMPRIMERIE MARQUÉS & Cie

22, Boulevard de Strasbourg, 22

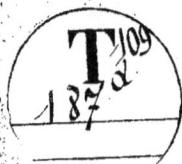

SUR LA

POSSIBILITÉ D'UNE INTOXICATION LENTE

Après ingestion de sous-nitrate de bismuth

Dans certains états pathologiques de l'estomac

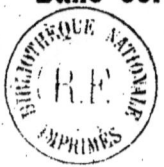

PAR

MM. les Docteurs E. GÉRARD et P. DAUNIC

———

DEUXIÈME NOTE

———

(COMMUNICATION FAITE A LA SOCIÉTÉ DE BIOLOGIE

Séance du 10 avril 1897.)

———

TOULOUSE

IMPRIMERIE MARQUÉS & Cie

22, Boulevard de Strasbourg, 22

Sur la possibilité d'une intoxication lente

APRÈS INGESTION DE SOUS-NITRATE DE BISMUTH

Dans certains états pathologiques de l'estomac

DEUXIÈME NOTE

Dans une première note *(C. R. de la Société de Biologie* [10] t. IV, p. 369), l'un de nous a montré que le sous-nitrate de bismuth se dissolvait dans des solutions étendues d'acide lactique faites dans des proportions semblables à celles que l'on rencontre dans certains sucs gastriques renfermant les produits de fermentations anormales de l'estomac. La majeure partie du bismuth ainsi dissous était généralement précipitée par le sel marin de la sécrétion gastrique, à l'état d'oxychlorure de bismuth ; mais, en expérimentant sur plusieurs liquides de l'estomac provenant de différents malades, on a montré (p. 370) que, dans certaines circonstances, cette précipitation pouvait être incomplète et que le bismuth resté en dissolution bien qu'en faible quantité pouvait agir comme toxique, à l'instar des sels solubles de bismuth. On a ajouté, dans cette précédente note, que si on observait rarement de semblables intoxications, peut-être fallait-il l'attribuer à la présence, dans certains sous-nitrates de bismuth du commerce, de carbonate de chaux saturant la plus grande partie de l'acide lactique anormalement produit dans certaines affections de l'estomac.

Pour compléter la démonstration, nous avons effectué diverses expériences. Nous nous bornons à relater les deux suivantes, qui sont les plus caractéristiques :

1° A un lapin du poids de 1420 grammes, on fait absorber chaque jour par la voie stomacale, à l'aide d'une sonde, 1 gramme de sous-nitrate de bismuth calcaire mis en suspension dans 30 centimètres cubes d'une solution aqueuse d'acide lactique à 2 pour 1000. Ce traitement est continué pendant dix jours, l'animal ne présente aucun phénomène particulier. Au bout de ce temps, on substitue au sous-nitrate de bismuth renfermant du carbonate de chaux, du sous-nitrate de bismuth pur. Au cinquième jour de ce nouveau traitement, on aperçoit au niveau du rebord gingival une petite plaque blanchâtre piriforme indiquant une tendance à l'ulcération. On continue toujours l'administration du sous-nitrate de bismuth pur, mis en suspension dans la solution lactique à 2 pour 1000. La gingivite ne semble pas augmenter, mais les urines du lapin renferment de l'albumine. Au vingtième jour de ce dernier traitement, l'animal présente des signes de cachexie : tels que : amaigrissement, anorexie, chute des poils. Il est sacrifié et autopsié de suite.

Thorax. — Pas d'inflammation de la plèvre ou du parenchyme pulmonaire. Cœur normal. Pas de lésions valvulaires.

Abdomen. — Le foie n'a pas subi de variations dans son volume, mais il est d'une coloration blanchâtre indiquant un certain degré de stéatose. En outre, sur la surface de section, il présente un aspect vitreux qui fait songer à un début de dégénérescence amyloïde ; celle-ci n'existe pas, comme nous le verrons plus loin.

Rate. — Normale.

Reins. — Les deux organes présentent le même aspect et les mêmes lésions. Leur volume est très augmenté, leur coloration d'un blanc jaunâtre indique des lésions épithéliales et de la dégénérescence graisseuse. A la section, suivant le grand axe, la substance corticale est très tuméfiée et présente la même coloration blanchâtre avec stéatose au début.

Tube digestif. — Dans la bouche, pas de stomatite, mais congestion assez marquée des gencives, au point d'implantation des incisives supérieures.

Estomac. — Sain.

L'*intestin* grêle paraît rétracté, il présente une teinte blanchâtre qui contraste avec la coloration noire du gros intestin.

Sur la muqueuse, pas d'ulcérations, ni de psorenterie. Le gros intestin est absolument infiltré par du sulfure de bismuth, sa muqueuse en est tellement imprégnée qu'elle conserve sa teinte noire quand on la soumet à un lavage énergique à l'eau et qu'il est impossible, par le raclage avec le doigt, de faire disparaître cette teinte.

Les ganglions du mésentère sont normaux.

Les *parotides* sont d'un volume normal, mais ont une consistance molle et une teinte plus jaunâtre qu'à l'ordinaire.

Le *cerveau* ne présente aucune altération.

En général, à l'état macroscopique, les lésions portent surtout sur le rein et l'intestin.

Examen microscopique du foie et du rein. — Les petits fragments de ces organes ont été fixés dans l'alcool ou la la liqueur de Flemming et montés dans la paraffine.

Le *foie*, fixé dans l'alcool et coloré au violet de Paris, ne donne point la réaction caractéristique de la dégénérescence amyloïde, il présente seulement un léger degré de stéatose.

Le *rein* présente des altérations considérables de l'épithélium. Les glomérules sont simplement congestionnés, sans lésions de la capsule de Bowmann. Les cellules épithéliales des tubes contournés sont altérées à des degrés différents : tantôt, on observe de la tuméfaction trouble avec exsudation de boules colloïdes obstruant la lumière des tubes, tantôt la néphrite est plus avancée, les boules colloïdes ont été éliminées ; on est alors en présence d'un épithélium abrasé et déchiqueté. Certaines de ces cellules portent la signature de leur déchéance, c'est-à-dire de l'infiltration par la graisse.

Enfin, en d'autres points, l'épithélium a complètement disparu.

Les vaisseaux du rein ne présentent pas d'altérations, le tissu conjonctif n'a point proliféré.

L'analyse chimique a révélé la présence très nette du bismuth dans le foie et les glandes parotides.

2° A un second lapin, on a fait absorber, chaque jour, par la même voie que pour le premier, 1 gramme de sous-nitrate de bismuth pur, mis en suspension dans 30 centimètres cubes d'eau distillée. Pendant les huit jours qui suivirent cette absorption, l'animal se porta très bien. Les jours suivants, nous donnons le sous-nitrate de bismuth en suspension dans la solution lactique à 2 pour 1000. Au bout de quatre jours, les urines du lapin commencent à renfermer de l'albumine dont la proportion trouvée va en augmentant ; dans le dépôt, on ne tarde pas à apercevoir des cylindres granuleux, indice de néphrite. L'animal meurt par accident le vingt-cinquième jour de la mise en expérience.

A l'autopsie, on retrouve les mêmes lésions du côté des reins que celles qui ont été observées pour le premier lapin. Présence de bismuth dans les glandes parotides et le foie.

Nos expériences viennent donc corroborer les faits théoriques que nous avons étudiés, à savoir que l'acide lactique, en solution très étendue, et malgré la présence du chlorure de sodium de la sécrétion gastrique, peut dissoudre des traces de bismuth. Une administration prolongée de ce sel pur, exempt de carbonate de chaux, peut, par suite, amener une intoxication lente dont le principal symptôme semble être de la néphrite interstitielle. Ces phénomènes seront susceptibles de se produire dans certaines formes de dyspepsie avec production d'acide lactique résultant de fermentations secondaires.

Nous devons ajouter, en terminant, que ces expériences viennent seulement à l'appui de nos idées, mais ne peuvent donner exactement la mesure de l'intoxication dans de semblables cas pathologiques ; elles montrent surtout la possibilité des accidents.

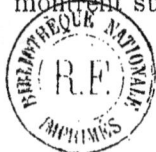

BIBLIOTHÈQUE NATIONALE R.F. IMPRIMÉS